RATIONS ALIMENTAIRES

MINIMA

R. DETOIS

Ancien élève de l'École Polytechnique

O fr. 40

« ÊTRE UTILE »

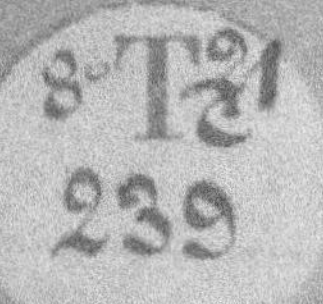

1907

ROUX, ÉDITEUR A AURILLAC, RUE MARCHANDE

RATIONS ALIMENTAIRES
MINIMA

E. DETOIS

Ancien élève de l'Ecole Polytechnique

0 fr. 40

« ÊTRE UTILE »

1907

ROUX, ÉDITEUR A AURILLAC, RUE MARCHANDE

RATIONS ALIMENTAIRES
MINIMA

Mise au point. — Prise à la lettre, c'est au fond presque une question oiseuse attendu que l'homme, en sa qualité d'être éminemment sensible et complexe, ne saurait se confondre avec une vulgaire avaloire automatique et matérielle ou avec une cornue à réactions chimiques. Il faut tenir compte de nos nerfs : en mélangeant en nous ceci et cela, n'allons point nous imaginer qu'il en résultera des produits et des phénomènes identiques — ou seulement semblables — à ceux qu'on obtiendrait dans un creuset en terre ou dans une capsule en verre ou gutta-percha.

Les quintescences alimentaires (ou pharmaceutiques) les plus perfectionnées valent presque toujours infiniment moins que des produits naturels et anodins, parce qu'elles font mal à l'estomac ou à l'intestin ; et en admettant qu'elles soient néanmoins assez bien acceptées, elles conduisent à l'infection du sang ou à l'irritation nerveuse ; de toute façon, elles nuisent. — A quand les biftecks de lion ou de fauves, sous prétexte de se « refaire » plus vite... ? Autrefois on recommandait de boire du sang de bœuf ou de manger de la viande crue, mais il paraît que la mode en est passée...

Une bonne santé ne s'acquiert pas — et surtout ne se reconstitue pas à la vapeur ; il faut du temps, et des apports molécule à molécule, si l'on veut une œuvre solide ; rien ne sert de courir et de s'impatienter ; autrement l'on n'obtient que des produits de serre-chaude, incapables de résister au plein vent parce qu'ils n'ont que des apparences et manquent de fond et de rusticité (les superphosphates font « verser » le jeune blé, au lieu de le fortifier).

Non. Le problème de la vie et de la santé humaines est trop complexe pour qu'on puisse le résoudre en ne le voyant que d'un seul côté, — celui-ci fût-il le plus grand ; il faut en

Roux, éditeur, à Aurillac (o fr. 40).

envisager l'ensemble, sous peine de tomber dans l'absurde.

Et voilà sans doute pourquoi, depuis que le monde existe, on n'a pu s'entendre sur la question : il manque une *base précise de discussion*. Essayons donc d'apporter notre pierre au fondement de l'édifice.

Ici-bas, tout est relatif et dépend du point de vue où l'on se place. — En premier lieu, dans l'espèce quel est l'objectif :

a) S'agit-il uniquement de la nourriture ?

b) Ou bien cherche-t-on une recette pour, d'ensemble, se bien porter et « rester jeune » ?

Premier cas.

On n'a qu'à s'abandonner sans précautions ni préparation, à un appétit plus ou moins dépravé ; mais qu'on ne s'étonne pas si l'on en souffre de mille manières, si la vie devient de plus en plus amère et si la science continue d'assister, impuissante, à notre déchéance graduelle et inexorable. Quant à ceux qui au rebours du sens commun, se font une mortelle corvée de se lester tous les jours d'un « minimum » de commande ou prennent de vive force des mets qui leur répugnent (œufs avalés crus, etc.), sous prétexte que ce gavage ininterrompu et à combinaisons savantes est nécessaire pour la conservation de leurs forces, ils sont dans la plus complète erreur (1) : la constitution humaine, étant le caprice et la variété mêmes, ne saurait sans dommage s'accommoder de semblables régimes — rigoureux et inflexibles, attendu que nos goûts et besoins changent précisément à chaque minute suivant notre état physiologique momentané, nos dépenses d'énergie et nos conditions d'ambiance. Tous ces procédés renouvelés des Danaïdes peuvent convenir à la rigueur pour des animaux à l'engrais et destinés à la boucherie, mais ils ne sauraient en aucune façon donner l'aptitude au travail ni même la longévité ; au surplus, avec des tempéraments avides et qui avalent les morceaux « tout ronds » l'engraissement lui-même n'est pas atteint, car c'est dans cette catégorie surtout que s'observe la maigreur famélique (diabétiques secs).

Pourquoi donc cet acharnement à violenter la nature, quand

(1) Il en est auxquels on inflige 12 à 18 et même 22 œufs par jour (sans compter le reste)! De vrais « cimetières ambulants ».

Roux, éditeur, à Aurillac (o fr. 40).

parfois l'être tout entier demande grâce et se révolte ; oui pourquoi, lorsqu'au contraire un moment de détente alimentaire soulage et nous rétablit *de suite* dispos de corps et d'esprit ? N'est-ce point de l'aberration pure ?

Toutes les sources de la vie devant alors être mises en jeu, *on soignera le corps extérieurement et intérieurement.* Pour la nourriture, elle n'interviendra que comme un facteur et seulement à son heure ; et l'on ne perdra pas de vue que l'eau pure (principalement à jeun et entre les repas) et les végétaux verts, jouent un rôle de premier ordre et ne sont nullement des accessoires, comme on le croit trop souvent. — On a tendance à admettre qu'il suffit de manger ferme pour bien vivre, c'est un tort ; ainsi pour les malades, les dégénérés, les fiévreux et les intoxiqués alimentaires, etc..., c'est précisément l'inverse : les diabétiques, les phtisiques, les ataxiques, les idiots, les « monstres » ont une avidité effrayante qu'on devrait réfréner : à quoi cela leur sert-il sinon à s'enlizer davantage, ce sont des *paniers percés*. Au lieu de satisfaire à l'appétit déréglé, on serait certes mieux inspiré en bouchant d'abord les fuites du contenant : il faut préalablement soigner l'état général. — Mais la fatalité nous rend esclaves de nos instincts, avec un raffinement et un luxe de « bonnes raisons » qui nous ravalent au-dessous de l'animal : quand un chien est malade, il se met spontanément à la diète et recherche les verdures et l'eau ; nous au contraire, nous prétendons nous alimenter sans relâche, et lorsque les mets ne peuvent plus passer nous les introduisons mécaniquement sous forme de purées ou d'extraits. Quant au corps, au système nerveux, aux fonctions circulatoires, respiratoires, cutanées, musculaires, etc..., nous n'y songeons même pas la plupart du temps. Et l'on s'étonne ensuite de voir les maladies s'aggraver ou s'éterniser ?

L'homme ne profite que de ce qu'il assimile bien ; la nourriture en excès passe sans profit chez les sujets athlétiques, et elle se transforme en poisons ou en énervants chez les malades et les déprimés.

Au surplus et d'une manière absolue, nous mangeons toujours trop, beaucoup trop, infiniment trop. — Au risque d'offusquer maint lecteur nous n'hésitons pas à affirmer qu'en fait *d'albuminoïdes actifs* par exemple, dans une population ayant de bons principes d'hygiène quotidienne une ration d'un œuf, — un seul œuf par jour — suffirait largement aux deux tiers des gens (tous les enfants, les grands névropathes ou débilités de toute sorte nombre de femmes, les vieillards). Et que sous prétexte de compensation l'on n'aille pas s'imaginer qu'il faille se bourrer d'autres choses, car on doit surtout éviter la satiété. *A fortiori* un seul œuf suffira-t-il, si en même temps l'on consomme (par intermittences) *quelques* fruits huileux, ou *un peu* de légumineuses (si on les digère), ou des champignons et autres comestibles azotés (semoule, vermicelle, crêpes, etc., lait), et surtout si l'on fait usage (en potages, galettes ou pains) des farines « complètes » si riches en phosphates ; encore cette modeste moyenne d'un œuf est-elle bien forte chez les personnes aux habitudes plutôt douces et végétatives et plus ou moins sédentaires, lesquelles devraient en maintes circonstances (constipation opiniâtre, entérite, névrose intestinale, hyperacidité, etc...) s'en priver pendant plusieurs jours, et cela sans inconvénients au contraire (1). — Que de tribulations continuelles n'éviterait-on pas ainsi, surtout si d'autre part on coupait court à la routine des excitants internes qui produisent l'effet de l'huile sur le feu, poussent à la consommation superflue et accélèrent la déperdition !

Les preuves à l'appui de notre affirmation surabondent : il n'y a pour ainsi dire qu'à regarder, — à bien regarder — autour de soi, en Europe et ailleurs.

---

(1) On suppose (grosso modo) que l'œuf vaut de 15 à 20 grammes de viande ou de poisson ; mais il semble moins excitant que ceux-ci. Les viandes, poissons, œufs, crustacés, etc..., sont des aliments « de dépense » fort utiles pour tout le monde, mais point quotidiennement indispensables pour les faibles loin de là ; ils donnent de la motilité gastro-intestinale, stimulent les fonctions musculaires et soutiennent les dépenses cérébrales, mais aussi (comme tous les excitants internes en général), leur usage trop assidu a l'inconvénient de porter à la gastro-entérite, à la névrose et à la congestion.

Roux, éditeur, à Aurillac (o fr. 40).

Quelques exemples. — A) Voyez les ouvriers ruraux, les cantonniers, les bohémiens, etc... ; suppose-t-on qu'ils ont tous les jours un œuf à leur disposition ? Et le soir pense-t-on qu'ils prennent habituellement autre chose que la soupe et un peu de fromage ? Cependant ils vivent, et ils travaillent, et ils ont même une vitalité et une endurance qu'on ne connait guère dans les classes aisées. A vrai dire ils jouissent du grand air, de l'exercice, de l'indépendance (relative), et d'une insouciance à nulle autre pareille ; mais leur hygiène est bien défectueuse. — Voyez encore les Japonais, peuple propre, nerveux mais réfléchi, vaillant jusqu'à l'héroïsme, d'une moralité qui s'élève au sublime, et si sobre dit-on : quel lamentable contraste ont offert leurs adversaires, malgré de réelles qualités ! — Et les grands explorateurs, donc... ? Etc., etc.

B) Précisons par un dernier exemple :

Imaginons deux touristes ou travailleurs d'égales constitution et vigueur, un peu harassés avant midi. L'un aura eu la sagesse de boire quelques gorgées d'eau dans la matinée ou du moins en arrivant il n'y manquera pas, petit à petit mais longuement, tout en procédant à une toilette complète (avec lotion ou tub ou bain froid, « dos frais », etc.) ; son camarade, échoué sur un siège, se « réconfortera » avec un cordial quelconque ou fumera, tout en s'épongeant. — Qu'adviendra-t-il au moment du repas ?

Le premier, frais et dispos, ayant « pansé la bête », agira avec calme et méthode, sans précipitation ; maitre de lui, il débutera non point par les viandes qui ne lui diront rien tout d'abord (trop excitantes), mais par des plats « neutres », farineux, pommes de terre, verdures, beurre et autres rafraichissants ; plus tard viendra la viande, il le sait mais rien ne presse..., et de la sorte il n'en abusera pas et sera lesté d'un bon fonds végétal ; il prendra la peine de bien mâcher les premières bouchées, et il laissera l'appétit venir ; il évitera d'instinct les aliments parlant au palais et à l'estomac, ne boira qu'à bon escient et sans avidité ; et par cette sage lenteur et cette mesure, il évitera les excès et ne se surchargera pas ; il assimilera tout ce qu'il aura pris, d'autant mieux qu'il y aura été bien préparé.

Le second se conduira d'une manière exactement inverse, surtout s'il est de faible constitution : il se jettera sur les aliments, ou (si la dépression lui a coupé l'appétit) il songera d'abord aux plats épicés, à la moutarde, etc… ; de toute façon, à cause de sa voracité il en viendra vite aux excitants pour aider à l'estomac, et en même temps il s'inondera de liquides pour faire couler le tout et se désaltérer ; il mangera pour quatre et boira autant ; cela fait, il n'aspirera plus qu'à se soulager au moyen du café, du pousse-café, etc… ; et il en aura pour toute la journée à chasser ce qu'il aura englouti et à éteindre l'incendie en résultant.

Lequel des deux sera le mieux nourri, le mieux réparé, le plus alerte dans l'après-midi (après un instant de détente) ? Il semble à peine utile de poser la question, tellement la réponse paraît évidente ; et cependant n'est-ce pas la faute que nous commettons tous les jours : nous négligeons le corps, et nous ne songeons qu'à avaler.

— ❖ —

QUELQUES RÈGLES. — Donc la seule nourriture ne dit rien qui vaille si l'on n'y est d'abord préparé ; et il est plutôt mauvais, — très mauvais — de laisser les tempéraments « fiévreux » et d'*appétit factice* se mettre à table avant d'avoir repris tant bien que mal leur équilibre. On oublie que si l'estomac souvent réclame (à tort), l'intestin, lui, désirerait souvent le repos ; la plupart des maladies (chroniques ou aiguës) viennent précisément de ce que ce dernier est surmené sans relâche.

D'où cette double règle impérieuse (1) :

1° Soigner l'organisme (hygiène générale, hydrothérapie, aération, exercice, endurcissement, repos, sommeil).

2° Songer ensuite à la nourriture, mais s'en tenir à *l'appétit normal* quel qu'il soit, au petit bonheur, d'instinct et sans calcul ni gloutonnerie ; et c'est relativement facile à réaliser, pourvu qu'on observe certaines précautions aussi simples que précises.

(1) Voir *Pour rester Jeune*.

Roux, éditeur, à Aurillac (0 fr. 60).

Mettons-nous en garde, toujours et toujours, contre les écarts de la folle du logis, laquelle nous persuade (la gourmandise aidant) que l'on a besoin de tels ou tels aliments parce qu'on n'a précédemment pris que tels ou tels autres, ou parce qu'on doit dépenser tant d'énergie dans la journée, etc..., etc... C'est notre plus grosse pierre d'achoppement. Il faut imposer silence à l'imagination ; et l'on ne saurait croire combien le traitement préalable du corps par l'hygiène aide en cette circonstance. Qu'importent à l'occasion deux ou trois jours de diète végétale absolue (pommes de terre, fruits et légumes au maigre, lait, beurre, farineux), si en fin de compte on s'en trouve réconforté ; qu'importe même qu'une fois ou deux l'on ne vive que de quelques bribes, de verdures, etc..., presque sans pain, si l'intestin l'exige ?

Dans ce même ordre d'idées tous ceux qui, levés tard, ne disposent pas d'un délai franc de trois heures avant midi, devraient ne rien prendre autre chose que de l'eau dans la matinée, — ou tout au moins rien de solide ; etc., etc.

Nous sommes, Dieu merci, assez résistants pour trouver en nous-mêmes durant ce jeûne relatif de quoi suffire néanmoins à notre tâche, sauf à emprunter momentanément un peu à notre *capital* ; soyons sans crainte, nous nous rattraperons ensuite — et avec quel plaisir — lorsque l'appétit sera revenu, bien franc. Au lieu qu'en persistant à manger sans faim on se rend de plus en plus incommodé et invalide, jusqu'au jour où se déclare une crise qui vous cloue pour tout de bon au lit, vous condamne à l'inaction pendant des mois et vous laisse anéanti et vieilli de dix ans : la belle avance !

« En principe, on ne devrait guère être autorisé à manger
« — ou à dormir, ou à prendre un bain (froid ou même chaud)
« ou un lavement, — que lorsqu'on a pu boire volontiers suffi-
« samment d'eau pure et que (surtout) l'urine est redevenue
« incolore. Il faudrait en outre avoir l'haleine pure et les pieds
« chauds. »

On objectera peut-être que « nos pères » en faisaient bien d'autres, qu'aujourd'hui aussi les sportsmen sont des lurons, etc... Pour les premiers nous répondrons que nous n'y étions

Roux, éditeur, à Aurillac (o fr. 40).

pas, que les légendes sont bonnes pour les petits enfants et
qu'au surplus tous ceux des temps jadis qui sont morts pré-
maturément ou ont souffert ici-bas plus que leur part, ne nous
ont pas transmis leurs doléances ; relativement aux seconds
nous avouons notre incompétence, n'ayant point eu l'avan-
tage de les examiner de près, — certes l'azote actif est pré-
cieux et tout indiqué dans les forts labeurs, — mais précisément n'est-il pas constaté aujourd'hui que ceux qui veulent
faire long terme deviennent de plus en plus végétariens et
et particulièrement buveurs d'eau..... ? Aussi bien ne nous
basons pas sur des exceptions ni sur des produits de sélec-
tion, et ne nous laissons pas non plus éblouir par les apparences.

Or, combien de prétendus colosses donnent des désillu-
sions ! C'est surtout en face des soucis de la vie, — des soucis
cuisants, qu'on les juge ; la moindre rafale souvent les terrasse,
ils fondent comme neige au soleil : caractères inconscients et
mal trempés en général, — presque toujours profondément
égoïstes sous une feinte bonhomie, ils deviennent aussi
timorés et indécis dans l'adversité qu'ils ont pu être autoritai-
res et présomptueux dans les temps prospères.

En réfléchissant un seul instant à la fin subite (sinon aux
tares variées) qui accablent, à partir d'un certain âge, ceux qui
aiment la bonne chère, on est de suite édifié sur le compte
des plantureux régimes. La vulgaire « bonne mine » ne donne
du reste aucune certitude sur la santé, elle est plutôt un indice
(fâcheux) de congestion ou de sclérose : les teints colorés ne
dénotent point un sang riche ou abondant, au contraire.
Quant aux accidents et désordres (innombrables autant que
graves) provenant directement ou indirectement de la surali-
mentation, on remplirait des volumes de leur description ;
mais cela nous entraînerait trop loin et, pour ne pas nous
écarter du sujet, nous nous bornerons à dire qu'ils ne sont
pas un vain racontar (1).

L'homme *vraiment fort* est doué de sang-froid et de pon-

---

(1) Pour le même motif de brièveté, nous ne dirons rien non plus du rôle
relatif des trois espèces fondamentales d'aliments : azotés, féculents, gras.

Roux, éditeur, à Aurillac (o fr. 40).

dération ; il est d'autre part capable de suffire, tout naturelle-
ment et sans défaillances, aux obligations courantes de l'exis-
tence incombant à son âge ; il peut aussi, le cas échéant,
subir sans accroc mainte dure traverse physique ou morale.
Celui au contraire qui (sous de belles apparences) peut se dé-
lasser à son gré, et qui borne habituellement ses occupations à
boire, manger, dormir et se distraire, ne saurait dire s'il pos-
sède ou non la santé ; il n'en sait rien, n'ayant jamais été mis
à l'épreuve ; et de son air à la réalité, il y a souvent loin.

***

CONCLUSION. — Au point de vue absolu du mot, *il n'y a
pas de rations alimentaires minima journalières*. On doit vivre
au jour le jour et sans parti pris, s'en tenir aux besoins réels
en évitant les artifices, et se garder de la réplétion gastrono-
mique. — Pour de prétendues « faiblesses » ou puériles craintes
d'inanition, ne songeons pas à tout instant à la mangeaille et ne
nous encombrons pas non plus d'aliments aux repas normaux,
à l'exemple du buveur qui ne saurait se tenir debout qu'à la
condition d'être toujours plein. Du reste, presque tous nos
malaises viennent plutôt de ce que nous absorbons trop, outre
que la plupart seraient vite dissipés avec un peu d'exercice. Sachons nous occuper, nous oublier, nous endurcir,
et n'ayons pas toujours — comme des femmelettes, le
doigt sur le pouls à la moindre alerte. Efforçons-nous de
penser un peu aux autres : cela nous améliorera de toute façon.

Ami lecteur :

Soigne ta personne quotidiennement, des pieds à la tête et
jusqu'au bout des ongles, et souviens-toi que l'eau est ta meil-
leure amie et la fine table ta pire ennemie ; sois simple et plutôt un peu rustique ;

Essaie de l'habituer à boire de l'eau pure entre les repas
et principalement à jeun, en assez grande quantité, mais peu
à peu et non à flots ;

Ne mange que si le cœur t'en dit, deux à trois fois au plus
par jour et à heures fixes autant que possible ; *rien* dans les
intervalles (sauf de l'eau pure) :

Roux, éditeur, à Aurillac (o fr. 40).

Apprends à mieux ordonner tes repas, et fuis le raffinement ; affranchis-toi surtout de la manie des échauffants et excitants internes (même le sucre), qui t'abusent sur tes véritables forces et besoins et t'enlèvent ton libre arbitre ;

Lorsqu'à midi la faim légitime daigne spontanément te visiter, fais-lui bon accueil sans arrière-pensée, — mais si tu es quelque peu dyspeptique songe aussitôt au pain complet et aux pommes de terre bien beurrées (ton pain), ainsi qu'à l'eau, au lait et au bouillon maigre (ta sauce et ton vin) ; mâche bien ; et parachève ton repas (et ta digestion) avec des verdures et plus ou moins de pain, longuement mâchés encore (au lieu de liquides et de sucreries engloutis à la hâte) ;

Soir et matin, sois plutôt circonspect ; en outre dans l'intimité, supprime la coutume banale de la sucrerie le matin et celle des viandes, œufs, poissons le soir (2) ;

Sache enfin clore le repas en grignotant du bout des dents quelques dernières miettes, et fais-le assez tôt pour ne pas dépasser ton véritable appétit, sans nul souci des prétendus minima alimentaires.

Ainsi tu vivras vieux et toujours vert.

E. Detois.

---

(2) On fait volontiers valoir cet argument, qu' « un œuf le soir fait dormir ». Peut-être ; mais c'est un sommeil comateux et malsain qui lentement mine nos meilleures facultés, — un sommeil de congestion et d'apoplexie, de spasme cardiaque et d'embolie ou sinon de mort lente par le gâtisme.

L'hygiène rationnelle, seule, peut donner le calme réparateur.

OUVRAGES DU MÊME AUTEUR

	Fr.
POUR RESTER JEUNE, 1re partie (Cure d'eau interne)....	0 75
— 2e partie (Hydrothérapie domestique)	0 90
— 3e partie (Alimentation et divers)...	0 95
ROLE DU LAIT SUR LA SANTÉ (Lactomanie, ses dangers).	0 45
CONSTIPATION ou gastro-entérite chronique (Cure simple et radicale)...............................	0 65
POUR BIEN DORMIR..............................	0 65
RATIONS ALIMENTAIRES MINIMA.....................	0 40
SANTÉ VIRILE, *par l'hygiène* (1901) (1) franco........	3 50
PRATIQUE DES GRANDS MAILLOTS (Manteau espagnol, etc.); et cas généraux d'application (fièvres, tares, etc.)........	0 80
LE SURMENAGE; causes, effets, traitement. — Neurasthénie...............................	0 60
TRAITEMENT COMPLET DES FIÈVRES et de l'état fébrile. — Influenza, etc.............................	0 60

Pour recevoir franco, ajouter en sus des prix marqués les frais de poste (0 fr. 10 au minimum), — sauf pour la *Santé Virile*.

____

(1) Bientôt épuisé.